SUR UNE CORRÉLATION PATHOGÉNIQUE

ENTRE LES

MALADIES DU CŒUR

(INSUFFISANCE ET RÉTRÉCISSEMENT AORTIQUES)

ET

L'HYSTÉRIE CHEZ L'HOMME

PAR LE

Dr ARMAINGAUD

Professeur agrégé à la Faculté de Médecine de Bordeaux,
Chirurgien du Collège de Talence (Lycée de Bordeaux), Professeur du Cours
municipal d'Hygiène, Membre du Conseil central d'Hygiène de la Gironde,
Membre correspondant de la Société de Médecine

PARIS
V.-A. DELAHAYE ET Cie, LIBRAIRES-ÉDITEURS
PLACE DE L'ÉCOLE-DE-MÉDECINE

1878

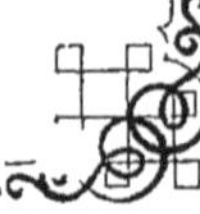

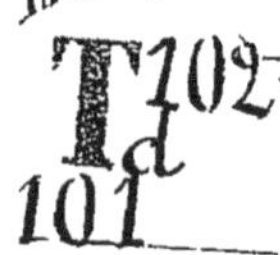

SUR UNE CORRÉLATION PATHOGÉNIQUE

ENTRE LES

MALADIES DU CŒUR

(INSUFFISANCE ET RÉTRÉCISSEMENT AORTIQUES)

ET

L'HYSTÉRIE CHEZ L'HOMME

PAR LE

Dr ARMAINGAUD

Professeur agregé à la Faculté de Médecine de Bordeaux,
Chirurgien du Collége de Talence (Lycee de Bordeaux), Professeur du Cours municipal d'Hygiène, Membre du Conseil central d'Hygiène de la Gironde, Membre correspondant de la Société de Medecine de Paris.

PARIS
V.-A. DELAHAYE ET Cie, LIBRAIRES-ÉDITEURS
PLACE DE L'ÉCOLE-DE-MÉDECINE

1878

SUR UNE CORRÉLATION PATHOGÉNIQUE

ENTRE LES

MALADIES DU CŒUR

(INSUFFISANCE ET RÉTRÉCISSEMENT AORTIQUES)

ET

L'HYSTÉRIE CHEZ L'HOMME[1]

On connaît depuis longtemps la relation pathogénique qui existe entre les affections du cœur et la chorée; mais on a aussi pendant longtemps abandonné les idées de Bright, qui, le premier, établit cette relation, en s'appuyant sur l'observation des faits cliniques; et, en France surtout, sous l'influence de l'important travail de Germain Sée, publié en 1850, c'est à la diathèse rhumatismale elle-même et non à la

---

(1) Je ne crois pas avoir besoin de justifier l'expression d'*hystérie chez l'homme*. L'existence de l'hystérie dans le sexe masculin, après avoir été longtemps contestée, est aujourd'hui mise hors de doute par les observations de Briquet, de Lombard, de Rosenthal, etc., et il n'est guère de médecin qui n'ait eu occasion d'en observer plusieurs cas.

Mais il est vraiment regrettable qu'on n'ait pas pu trouver, pour qualifier cet état morbide, soit chez la femme, soit chez l'homme, une dénomination en rapport avec l'idée beaucoup plus exacte que l'on se fait aujourd'hui de cette maladie, et que l'on soit obligé de conserver un terme aussi impropre que celui d'*hystérie* pour caractériser une affection qui non-seulement n'a que rarement, chez la femme elle-même, son point de départ dans l'utérus et dans le trouble des fonctions qui lui sont propres, mais encore qui se rencontre quelquefois chez l'homme.

J'ai eu tout récemment l'occasion de constater combien le mot *hystérie*, prononcé à propos d'une jeune fille, peut soulever de protes-

lésion cardiaque qui en est la conséquence, que l'on a l'habitude de rattacher la chorée. Mais, depuis les travaux de Senhouse, de Kirkes, de Cyon, etc., on revient de plus en plus au point de vue de Bright (1), et il me paraît bien près d'être démontré que l'influence pathogénique attribuée à la diathèse rhumatismale par Germain Sée et Henri Roger, doit être rapportée à la lésion cardiaque elle-même.

Eh bien! j'ai observé deux faits qui me paraissent indiquer qu'il existe également une relation, bien que beaucoup moins fréquente évidemment, entre l'hystérie et les lésions de l'orifice et des valvules aortiques.

Mais ici il ne s'agirait ni d'embolisme capillaire ni de névrose réflexe, comme l'admettent Senhousse, Kirkes, Rosenthal, etc., pour la chorée, mais simplement d'une anémie cérébrale habituelle, consécutive à des lésions

tations indignées contre le médecin, dans certaines familles où ce terme a toujours conservé son ancienne et fausse signification.

Je noterai également que l'hystérie, lorsqu'elle se manifeste chez l'homme, est loin de se montrer exclusivement chez des sujets ayant les allures de la femme et un caractère efféminé, comme l'affirment Niemeyer et plusieurs autres pathologistes; sans parler du sujet de la première observation consignée dans ce travail, qui, loin d'être efféminé, était un ancien marin très énergique, mais chez lequel le mode pathogénique offre des conditions toutes spéciales, j'ai observé deux autres cas d'hystérie chez des hommes dont le caractère ferme et les allures toutes viriles n'avaient rien de commun avec le tempérament ordinaire des femmes hystériques.

Il est à remarquer, toutefois, que tandis que chez les femmes hystériques il suffit, la plupart du temps, d'une légère contrariété, ou de toute autre cause insignifiante, pour déterminer les accès, dans tous les cas que j'ai observés chez l'homme (en dehors des deux faits consignés ici), les accès n'étaient provoqués que par des causes capables de produire un grand ébranlement du système nerveux.

(1) Avec cette différence, toutefois, que c'est à la péricardite que Bright rattachait la chorée, tandis que, aujourd'hui, c'est surtout aux lésions de l'endocardite qu'on la subordonne.

cardio-aortiques, laquelle, s'exagérant sous l'influence de diverses conditions, déterminerait, chez des hommes prédisposés par une névropathie préexistante, des accès d'hystérie convulsive, par la déchéance relative de l'innervation cérébrale et la prédominance de l'innervation médullaire.

Ces deux observations peuvent être rapprochées, à certains point de vue, de celle qu'a publiée M. le professeur Peter dans sa Clinique [1]. Mais, dans l'observation de M. Peter, l'anémie cérébrale, et, en particulier, ce qu'il nomme pittoresquement « *la famine du bulbe* », avaient déterminé, non pas des crises d'hystérie, mais des convulsions épileptiformes, tandis que, dans les observations que j'ai consignées dans les pages qui suivent, les symptômes de l'hystérie se présentent avec une grande netteté.

---

[1] *Clinique médicale,* t. I, page 324 et suiv.

OBSERVATION I

Sommaire. — Homme de quarante-cinq ans, tempérament lymphatico-nerveux. Passage brusque d'une vie physiquement très active à une vie sédentaire. Anémie. Nervosisme. Endocardite rhumatismale. Insuffisance et rétrécissement aortiques bien compensés. Anémie cérébrale consécutive. *Attaques d'hystérie convulsive* très rapprochées. Insuccès des toniques et des antispasmodiques. Influence nettement caractérisée de la station verticale prolongée sur la production des accès. L'ascension rapide d'un escalier de 18 marches détermine, chaque fois, la rupture de la compensation, une asystolie passagère, et, presque immédiatement, la reproduction des accès d'hystérie convulsive. La digitaline, en tonifiant et régularisant le cœur, prévient la rupture de la compensation, et prévient, du même coup, les effets cérébraux de cette rupture, c'est-à-dire, dans le cas actuel, l'accroissement de l'anémie cérébrale habituelle et les convulsions hystériques.

M. X..., capitaine de navire, âgé de quarante-cinq ans, d'un tempérament lymphatico-nerveux, ne présentant rien, dans les antécédents héréditaires, qui parût de nature à déterminer une prédisposition aux maladies nerveuses, et n'ayant jamais eu lui-même, autant qu'il s'en souvienne, d'affection nerveuse pendant son enfance, fut atteint, en novembre 1871, d'un rhumatisme articulaire aigu généralisé, avec endocardite, à la suite duquel il resta longtemps faible et très anémique. Il alla passer quelques mois à la campagne, sur mon conseil, et je le revis seulement au mois de juin 1872. A ce moment, toute trace d'anémie a disparu;

les forces, l'appétit, l'entrain, sont complètement revenus, et l'auscultation du cœur, attentivement pratiquée à plusieurs reprises, ne révèle aucun signe de la persistance de l'endocardite, pas plus que le pouls, parfaitement régulier, assez résistant et tout à fait normal. D'ailleurs, aucun des symptômes ni des troubles fonctionnels éloignés d'une affection du cœur : ni palpitation, ni dyspnée, aucune gêne quelconque soit dans la grande, soit dans la petite circulation.

M. X... reprend alors ses occupations. Mais je noterai ici une circonstance très importante : c'est que M. X..., qui, comme je l'ai dit plus haut, était capitaine de navire, et avait passé, depuis l'âge de quinze ans, la plus grande partie de sa vie en mer, dans les conditions si spéciales qui caractérisent l'existence du marin, avait été forcé, à l'âge de trente-six ans, d'abandonner sa profession, pour embrasser une carrière beaucoup plus sédentaire, et qu'à partir du moment où il reprit ses occupations, à la suite de la maladie dont je viens de parler, sa vie devint encore plus sédentaire et se rapprochait beaucoup de celle des employés de bureau.

M. X... regrettait d'ailleurs beaucoup sa profession, supportait de plus en plus mal ce nouveau genre de vie, récriminait sans cesse contre ceux qui avaient contribué à le décider à abandonner sa première carrière, et son caractère, autrefois très calme et très doux, quoique énergique, devenait de plus en plus difficile, et son humeur de plus en plus impatiente et chagrine de jour en jour.

Cette modification dans le caractère, qui avait en grande partie disparu pendant son séjour à la campagne, commença de nouveau à se montrer quelques semaines après la reprise de ses occupations, et, de mois en mois, devenait de plus en plus pénible pour sa famille.

Néanmoins, la santé générale se maintint jusqu'en novembre 1875, époque à laquelle une nouvelle reprise du rhumatisme articulaire aigu se déclara.

Cette nouvelle atteinte dura cinq semaines, mais fut moins intense que la première. Néanmoins, l'endocardite ne manqua pas plus que la première fois, et, malgré un traitement très énergique, j'eus le regret de constater, six mois après, quand il revint d'un nouveau séjour à la campagne, que cette fois l'endocardite avait laissé des lésions persistantes. Un double bruit de souffle à la base du cœur et dans le foyer d'auscultation de l'orifice aortique, celui du premier temps, rude et rapeux, se prolongeant de bas en haut, celui du second temps de haut en bas, le long du sternum, plus doux et moins intense, indiquaient nettement l'existence d'un rétrécissement aortique avec insuffisance. Le pouls, d'une régularité parfaite, n'avait aucun des caractères ordinaires du pouls de l'insuffisance aortique, et loin d'être large, plein et bondissant, il était plutôt petit. Ici, évidemment, les effets du rétrécissement aortique sur l'ondée sanguine efférente étaient plus prononcés que ceux de l'insuffisance, ce qui explique l'absence du pouls de Corrigan.

Aucune des artères accessibles à l'exploration ne présentait d'ailleurs de rigidité, aucun signe d'induration.

Du reste, le malade ne présente aucun trouble fonctionnel indiquant les effets éloignés de la gêne circulatoire, ni dans la grande ni dans la petite circulation, ce qui s'explique par un commencement d'hypertrophie compensatrice du ventricule gauche, révélée d'une manière non douteuse par l'étendue de la matité précordiale, le déplacement de la pointe du cœur en bas et en dehors, et l'étendue de l'impulsion cardiaque.

Nous sommes au mois de juillet 1876; le malade reprend ses occupations sédentaires, malgré le conseil que je lui donne de revenir à la campagne. Six semaines après, sa femme vient dans mon cabinet, me fait part des ennuis croissants que lui occasionne le changement d'humeur de son mari, et me fait de son état un tableau reproduisant fidèlement celui des femmes atteintes de la forme non convulsive de l'hystérie. Il est devenu d'une impressionnabilité exagérée, la moindre émotion le désoriente complètement, son caractère est non-seulement très irritable, mais variable, capricieux, fantasque, comme celui d'une femme hystérique; d'une heure à l'autre, il passe, sans motif, de la joie à la tristesse, et de la vivacité la plus ardente à l'apathie la plus complète.

L'appétit est très inégal, les digestions le plus souvent pénibles. Fourmillements dans les membres inférieurs, céphalalgie fréquente, mais de courte durée; le malade continue néanmoins ses occupations, et dirige activement des affaires assez importantes. Quelques jours après, je fus appelé auprès de lui pendant un accès de céphalalgie plus intense que d'ordinaire, et je pus constater, par le récit qu'il me fit lui-même de son état habituel, depuis plusieurs semaines, que sa femme avait reproduit fidèlement le tableau symptomatique de sa maladie.

Je cherchai à agir sur son moral, je prescrivis un traitement tonique et antispasmodique en même temps, et je lui montrai la nécessité de réduire ses occupations.

Jusqu'à ce moment, ce malade était atteint, pour moi, de ce que Bouchut a appelé le *nervosisme*, et de ce qu'on nomme habituellement *névropathie*, *état nerveux*, et je ne pensais point avoir affaire à la première phase d'une véritable hystérie convulsive.

Mais, six mois plus tard, en janvier 1877, on m'appelle en toute hâte auprès de lui, en m'annonçant qu'après une journée de lassitude, d'agitation et de fourmillements dans les jambes, il a été pris tout à coup, au moment où il allait se mettre à table, d'une attaque de convulsions dans les quatre membres; j'arrive auprès de lui un quart d'heure après; les convulsions sont terminées, mais le malade est brisé, dans un état d'abattement assez prononcé, et me raconte ce qu'il a éprouvé.

A la suite de quelques réflexions tristes et quelque peu inopportunes auxquelles s'était livré en sa présence un de ses amis, il avait été très péniblement impressionné, et tout d'un coup il éprouvait une douleur constrictive à l'épigastre, avec une sensation de boule ascendante, suivie d'une constriction encore plus violente à la gorge; puis, sans perdre entièrement connaissance, une sorte de défaillance l'obligea à s'étendre sur un canapé, à côté duquel il s'était tenu debout jusque là; puis, les quatre membres avaient été pris de mouvements convulsifs, d'une durée de quelques minutes seulement, bientôt suivis de pleurs abondants et de l'émission d'une assez grande quantité d'urines très claires.

Il n'y avait eu, à la fin de la crise, ni stupeur, ni hébêtement, ni perte de la mémoire, et le malade se rendait parfaitement compte de ce qui venait de se passer.

A partir de ce moment, et malgré un traitement tonique

et antispasmodique suivi avec persévérance, de nouvelles crises se reproduisirent, séparées d'abord par intervalles de quelques semaines, et ensuite de quelques jours seulement, et devenant de plus en plus intenses.

En effet, depuis le commencement de mars 1877, il ne se passait pas de semaine sans que M. X... ne fût atteint de sept ou huit accès de convulsions précédées et accompagnées de tous les phénomènes ci-dessus décrits.

Pendant l'intervalle d'un ou deux jours, qui séparaient ces paroxysmes, le malade éprouvait un malaise particulier, une surexcitation nerveuse, un état de faiblesse irritable, auquel il reconnaissait bien que ses attaques n'étaient pas terminées; puis tout rentrait dans le calme, pendant quatre, cinq, six jours, et une nouvelle série de crises recommençait.

Les accès ne sont jamais survenus pendant la nuit, et il n'y a jamais eu d'écume à la bouche, jamais de perte absolue de connaissance, ni de cyanose de la face; il n'y avait aucun rapprochement à établir entre les symptômes de ces accès et ceux de l'épilepsie, et même de l'hystéro-épilepsie; c'était bien le tableau classique de l'hystérie convulsive, exempte de toute complication.

Le rapprochement de plus en plus marqué des accès commençait à m'inquiéter, lorsque le 2 juin suivant, je fus mis sur la voie qui devait me conduire à un diagnostic pathogénique plus précis et à un traitement plus efficace. Le malade m'ayant dit que la nouvelle attaque pour laquelle il venait de m'appeler était survenue après une longue conversation, pendant laquelle il était resté dans la station verticale et à peu près immobile deux heures durant, et se trouvant presque à jeun, je lui demandai s'il n'avait pas remarqué que les crises précédentes eussent coïncidé avec des circonstances analogues, et il se souvint alors parfaitement que chaque fois qu'il avait eu des accès, c'était à la suite d'une station verticale prolongée, après laquelle de légers vertiges avaient bientôt été suivis de la sensation de boule ascendante et de tous les autres phénomènes de l'accès.

Il me rappela également une particularité qu'il m'avait déjà indiquée, mais que j'avais oubliée jusque-là, c'est qu'il lui était presque impossible de se livrer à un travail intellectuel dans la station verticale, sans éprouver un léger vertige, et surtout un affaiblissement de la mémoire, tandis que dès qu'il s'étendait sur un canapé ou sur un lit, le travail de la lecture ou de la pensée lui devenaient relativement faciles.

Enfin, il avait observé un autre fait du même ordre, c'est que l'irritabilité de son humeur et la tendance à tout envisager sous le plus mauvais jour, survenaient surtout quand il était resté plus longtemps debout que d'habitude, ce qui le faisait ressembler à ce jeune homme dont parle Andrew's Combe dans sa *Physiologie*, et auquel il connaissait deux caractères : gai et animé tant qu'il était couché, apathique et morne dès qu'il était assis ou debout (1).

Dès ce moment, j'eus la pensée qu'il s'agissait ici d'accès d'hystérie, déterminés par un degré très avancé d'*anémie du cerveau*, d'où déchéance momentanée de la force d'innervation cérébrale, et prédominance de l'innervation médullaire.

Quant à l'anémie cérébrale elle-même, je fus amené tout naturellement à la placer sous la dépendance des lésions

(1) Cité par Potain, page 340 de l'article *Anémie* du *Diction. encyclop. des Sciences méd.*

aortiques, qui, comme chacun sait, déterminent constamment une diminution dans l'irrigation sanguine du cerveau, par suite de la diminution de pression dans tout le système artériel; cette anémie de l'encéphale, existant d'une manière permanente chez mon malade, venait-elle à s'exagérer sous l'influence de la station verticale prolongée, par exemple, l'innervation médullaire l'emportait alors sur l'innervation du cerveau, et une nouvelle crise se manifestait.

Comme l'ont dit, en effet, depuis longtemps, Trousseau et Pidoux, et comme l'exprime aujourd'hui très nettement le professeur Jaccoud, la caractéristique physiologique de l'hystérie consiste surtout dans la rupture de l'harmonie normale des fonctions nerveuses, dont la subordination de l'activité spinale à l'activité cérébrale est la condition indispensable.

Les effets du traitement que j'instituai à partir de ce moment, et dont les conditions d'application furent telles qu'il me fournit l'équivalent de véritables épreuves expérimentales, me semblent avoir confirmé pleinement l'interprétation que je viens de proposer.

Jusqu'à ce jour, en effet, aucune indication d'employer les préparations de digitale, chez mon malade, ne s'était présentée. Le pouls n'était ni faible, ni irrégulier, et aucun signe d'asystolie ne s'était manifesté, comme c'est d'ailleurs la règle dans les lésions aortiques bien compensées.

Mais, le 3 juin, quelques heures après un paroxysme convulsif très violent, l'oppression qu'il commençait à éprouver depuis quelques jours seulement, ne fit qu'augmenter, et le pouls, devenu faible et irrégulier, présentait même des intermittences dites *vraies*, c'est-à-dire coïncidant avec des intermittences du cœur; enfin, un peu d'œdème s'était déjà formé aux malléoles.

Il y avait évidemment rupture de la compensation, et, depuis quelques jours, depuis quelques semaines peut-être, le ventricule gauche commençait à être forcé. Je prescrivis immédiatement, tout en faisant continuer l'usage du quinquina, des granules de *digitaline d'un milligramme*, à prendre : un le premier jour, deux le deuxième jour, trois le troisième jour.

Le quatrième jour, la faiblesse, l'irrégularité et l'intermittence du pouls et du cœur avaient complètement disparu, de même que l'oppression.

La semaine suivante, je fis reprendre la même dose de digitaline en quatre jours; le pouls et le mode respiratoire continuaient toujours à rester normaux, et l'effet de cette médication fut telle, que *cinq semaines* s'écoulèrent sans qu'aucun accès convulsif se reproduisît, alors que, comme je l'ai dit plus haut, pendant les quatre mois précédents, ces accès revenaient plusieurs fois par semaine.

Mais j'arrive ici au point le plus remarquable et le plus instructif de cette observation :

Le 12 juillet, après ces cinq semaines écoulées, M. X... me fit appeler pour un nouvel accès; j'arrivai à la fin de la crise, qui avait duré vingt minutes environ, et qui se termina devant moi par des sanglots et d'abondantes larmes. Le malade m'apprit que cet accès était survenu, cette fois, non pas à la suite d'une station debout prolongée, mais après une ascension très rapide de l'escalier de son premier étage, précédée elle-même d'une petite altercation avec sa femme; une oppression violente l'avait saisi dès qu'il fut parvenu en haut de l'escalier, et immédiatement un nouvel accès convulsif, précédé de la sensation de boule ascendante et de constriction à la gorge, se manifesta.

Je lui fis reprendre de la digitaline aux mêmes doses que précédemment, pendant trois jours.

Huit jours après, désirant savoir si la digitaline, dont l'action était si puissante chez ce malade, pourrait aller jusqu'à empêcher la production d'une crise, j'eus l'idée, me rappelant que le dernier accès avait été amené par l'ascension rapide d'un escalier, de provoquer de nouvelles crises par le même exercice, et de voir si l'administration de la digitaline, avant cette provocation, n'en empêcherait pas les effets.

Le 20 juillet, je priai donc M. X... de monter rapidement les dix-huit marches de son escalier, et, devant moi, deux ou trois minutes après, un nouvel accès convulsif, sans perte de connaissance, se produisit, et dura dix-huit ou vingt minutes environ.

Huit jours après, le 28 juillet, M. X... prit un milligramme de digitaline, le lendemain deux milligrammes, et ce même jour, l'ascension rapide des dix-huit marches de l'escalier, produisit un peu d'oppression, mais ne détermina aucune crise de convulsions, pas même le moindre prodrome d'un accès.

Six jours après, le 4 août, nouvelle ascension des dix-huit marches sans avoir pris de digitaline, nouvel accès convulsif.

Quatre jours après, le 8 août, après avoir pris la veille un milligramme, et le jour même deux milligrammes de digitaline, nouvelle ascension, pas d'accès.

Très satisfait d'avoir à sa disposition un moyen si puissamment efficace contre ses pénibles paroxysmes, et désireux d'en bien mesurer lui-même toute la puissance, M. X... s'était prêté avec complaisance, comme vous le voyez, à cette expérimentation clinique, que je n'avais nul besoin, du reste, de prolonger plus longtemps; car il n'en fallait pas davantage, assurément, pour me démontrer que les accès de convulsions hystériques que j'avais observés chez lui, étaient sous la dépendance immédiate des accès d'asystolie ainsi provoqués, et que la digitaline, en tonifiant et régularisant le cœur, prévenait la rupture de la compensation ventriculaire, et prévenait du même coup les effets de cette rupture, c'est-à-dire, dans ce cas, les convulsions hystériques.

De plus, si l'on considère que les accès étaient également provoqués chez notre malade, et indépendamment de toute ascension, par le seul fait d'une station verticale un peu trop prolongée, surtout quand elle coïncidait avec un certain degré de contention d'esprit; si l'on se rappelle, en outre, que les effets inverses produits chez lui par la station horizontale, démontrent que l'état d'anémie cérébrale était porté chez ce malade à un très haut degré, il devient très vraisemblable que c'est surtout en diminuant l'anémie cérébrale, conséquence elle-même de la diminution de pression dans le système artériel, que la digitaline empêchait la production des accès. Mais je reviendrai sur ce point, dans les réflexions finales que me suggèrent cette observation et la suivante.

OBSERVATION II

Homme de trente-quatre ans. Tempérament lymphatico-nerveux. Endocardite rhumatismale. Lésions valvulaires persistantes Anémie cérébrale. Convulsions hystériques consécutives. Suppression des principaux effets de l'anémie cérébrale, et en particulier des accès d'hystérie convulsive, par les injections hypodermiques de chlorhydrate de morphine.

M. X..., âgé de trente-quatre ans, fonctionnaire dans une administration, d'un tempérament lymphatico-nerveux, a eu des convulsions pendant sa première enfance, et la fièvre typhoïde à l'âge de dix-sept ans; il s'est livré sans frein à l'onanisme jusque vers l'âge de seize ans, et a toujours été très impressionnable.

A l'âge de dix-neuf ans, il fut pris d'un rhumatisme articulaire aigu généralisé, avec endocardite. En 1871, à l'âge de vingt-sept ans, nouvelle atteinte de rhumatisme et d'endocardite, qui l'obligea à rester pendant deux mois dans une maison de santé. A partir de cette époque, M. X... devint très anémique, et, au mois de mars 1874, époque à laquelle j'eus occasion de le voir pour la première fois, je constatai, à l'auscultation, un double bruit de souffle au premier temps : l'un à la base et dans le foyer des bruits aortiques, très rude, mais un peu voilé; l'autre à la pointe, se prolongeant un peu après le premier temps, et ayant son maximum d'intensité à un centimètre et demi au-dessous du mamelon, et un peu en dehors. Le pouls est petit, faible et irrégulier, l'oppression et les palpitations sont fréquentes, surtout à la suite d'une marche un peu rapide; l'impulsion du cœur est très forte, en dehors même des moments d'oppression et de palpitations; la pointe du cœur est abaissée, la matité précordiale étendue au-delà des limites ordinaires. D'ailleurs, aucun des signes éloignés de la gêne dans la grande ou dans la petite circulation, aucun symptôme d'asystolie.

Mon diagnostic fut le suivant : *Insuffisance mitrale et rétrécissement aortique consécutifs à une endocardite rhumatismale; hypertrophie du ventricule gauche.*

Je me bornai à prescrire un traitement tonique et reconstituant, dirigé contre l'anémie consécutive aux accès de rhumatismes et à la diminution de la pression artérielle, conséquence du rétrécissement aortique; enfin, une hygiène appropriée, et, autant que possible, le séjour prolongé à la campagne, et la suppression absolue de l'usage du tabac, qu'une expérience chaque jour confirmée, me fait depuis longtemps considérer comme un des agents les plus nuisibles à la régularité des fonctions du cœur.

Trois mois après, M. X... vint, avec sa mère, me faire part d'un projet de mariage, et me demander si, au point de vue de sa santé, je lui conseillais d'y donner suite. Le cas était délicat et embarrassant, le conseil difficile à donner. En me plaçant au point de vue exclusif de la santé du malade, je n'aurais pas hésité, cependant, à lui conseiller le mariage, car je savais, par ses propres aveux, que la continence relative que je lui avais recommandée était la partie de mes prescriptions qu'il suivait le plus difficilement et le plus incomplètement, et j'étais convaincu que le mariage, en régularisant ses habitudes, ne pouvait que lui être favorable sous ce rapport. Mais l'obligation morale où je me trouvais de tenir compte également de l'intérêt de la future épouse, dont je connaissais aussi la famille, me fit suspendre mon jugement, et, afin de gagner du temps, je conseillai à M. X... et à sa mère d'attendre encore quelques semaines avant de prendre une résolution définitive, motivant ce retard sur la nécessité de suivre un traitement hydrothérapique, dont les effets seraient de nature à m'édifier plus complètement sur le pronostic.

Heureusement, M. X... me tira d'embarras, en m'envoyant, huit jours après, une lettre d'invitation à son mariage.

Pendant les trois premières années qui suivirent le mariage, l'état de M. X..., loin de s'aggraver, s'était sensiblement amélioré; les bruits de souffle persistaient avec une égale intensité, mais l'état général était satisfaisant, grâce à l'hypertrophie compensatrice du ventricule gauche, constamment entretenue par les toniques et par une bonne hygiène.

Mais, pendant les mois de décembre et de janvier derniers, M. X..., ayant commis l'imprudence de reprendre la vie commune, et de passer en soirées et dans les bals, deux ou trois fois par semaines, une grande partie de ses nuits, les palpitations et l'oppression reparurent, et, à partir de la fin de janvier, il ne se passa pas de jours que je ne fusse appelé auprès de lui pour calmer des accès de dyspnée très intenses.

Le pouls était très petit, faible et irrégulier; mais, ce qui dominait surtout dans son état, c'étaient les symptômes *de l'anémie cérébrale* la plus prononcée : vertiges et sensation de vide dans la tête; dès qu'il restait debout pendant plus de dix minutes, impossibilité de se livrer à un travail cérébral, même très léger, sans éprouver des éblouissements; sentiment de bien-être relatif dès qu'il gardait la position horizontale; sensibilité très vive à la lumière, affaiblissement très notable de la mémoire; de temps en temps, même, un peu d'aphasie très passagère.

C'est en vain que j'essayai de faire prendre un peu de digitale à M. X... Ayant commis l'imprudence, il y a quelques années, à la suite d'accès d'oppression et de palpitations dont il fut pris en voyage, de s'administrer lui-même, sans consulter de médecin, une dose trop forte de teinture de digitale, il ressentit des intermittences du cœur des plus pénibles, qui durèrent plusieurs jours, accompagnées de fréquentes nausées; il a conservé, depuis cette époque, une profonde aversion pour la digitale, et se refuse absolument à en prendre, malgré mes efforts pour lui faire comprendre que si cette substance, à doses trop élevées, et employée sans indication précise, peut déterminer des intermittences du cœur et de l'asystolie, il n'est pas, au contraire, de meilleur tonique du cœur, selon la juste expression de Beau, et de médicament plus capable de régulariser ses mouvements, lorsqu'il est appliqué à propos et à des doses appropriées.

Je me bornai donc, jusqu'au 7 février dernier, aux amers et aux toniques, et à maintenir le malade dans la position horizontale; mais, ce même jour, je fus mandé en toute hâte auprès de M. X..., qui venait, me disait-on, d'avoir une violente attaque de nerfs. J'arrivai auprès de lui deux heures après la fin de la crise; elle avait duré un quart d'heure ou vingt minutes. C'était bien, en effet, une attaque de convulsions hystériformes : à huit heures du matin, M. X... qui, il ne faut pas l'oublier, était impressionnable au plus haut degré et légèrement névropathique, recevait une lettre lui annonçant un revers de fortune, une perte d'argent relativement considérable, et immédiatement, en présence de sa femme et de sa belle-mère, il se laissa tomber sur un fauteuil, en proie à des convulsions cloniques des quatre membres, mais sans perte de connaissance, sans écume à la bouche, sans cyanose à la face ; des sanglots suivis de larmes abondantes terminèrent la crise. L'intelligence était absolument intacte, pas d'étonnement cérébral ; rien, en un mot, qui pût faire penser à un accès épileptique.

Je prescrivis des antispasmodiques et du chloral, et j'évitai l'emploi du bromure de potassium, qui ne pouvait, je crois, qu'accroître l'anémie du cerveau.

A partir de ce jour, les accès se renouvelèrent deux ou trois fois par semaines pendant tout le mois de février et le commencement de mars.

Pendant l'intervalle des accès, les symptômes de nervosisme antérieur, l'irritabilité du caractère, la mobilité des déterminations, les changements brusques et non motivés d'humeur, se sont accentués davantage.

Enfin, le 9 mars dernier, je me trouvai, pour la première fois, auprès du malade pendant un accès de convulsions cloniques, qui dura un quart d'heure, exclusivement borné aux quatre membres, comme les précédents, et sans convulsions à la face; pas de perte de connaissance, mais une sorte de défaillance; terminaison de l'accès par des sanglots et des larmes; en un mot, je vis se reproduire sous mes yeux le tableau fidèle des symptômes que le malade et sa famille avaient décrits avec exactitude.

Mon diagnostic : *Convulsions hystériques d'origine cardiaque*, était, je crois, nettement confirmé.

Ayant pris connaissance, quelques jours avant, de l'important travail de M. Henri Huchard, médecin des hôpitaux de Paris, sur *la Médication opiacée dans l'anémie cérébrale*, et attribuant, comme dans l'observation précédente, un rôle important à l'anémie cérébrale dans la production des crises, j'hésitai d'autant moins à employer la morphine, que le malade avait passé les deux nuits précédentes dans une insomnie presque complète.

Je fis donc, à onze heures et demie du matin, le malade étant à jeun, une injection hypodermique de trois centigrammes de chlorhydrate de morphine, au bras gauche, qui fut choisi par le malade comme siége de la piqûre. Une demi-heure après, il fut pris de nausées et eut deux vomissements à un quart d'heure d'intervalle. Je revins trois heures après, et le trouvai plongé dans un profond sommeil, que je me gardai d'interrompre. Le lendemain, deuxième injection de morphine, mais d'un centigramme seulement; pas de vomissement; continuation de l'emploi du quinquina, sous forme d'extrait, délayé dans de l'eau.

Huit jours se passent sans accès convulsifs. Le neuvième jour, quelques prodromes, du malaise, un peu de tremblement et un certain degré de surexcitation nerveuse, semblant annoncer une crise, je pratiquai une injection de trois centigrammes de chlorhydrate de morphine, le lendemain, un centigramme, et les huit jours suivants un demi centigramme chaque jour.

A partir de ce jour, 26 mars dernier, je pus constater que les effets de la morphine ne s'étaient pas bornés à la suppression des accès convulsifs, mais que les symptômes de l'anémie cérébrale avaient presque complètement disparu : plus de vertiges, d'éblouissements, de sensation de vide dans la tête pendant la station debout, même prolongée pendant deux heures; beaucoup plus grande facilité à lire et à travailler dans la position verticale, retour progressif de la mémoire un peu affaiblie, etc., et, enfin, amélioration notable de l'état général.

Quant au pouls, il est beaucoup plus fort, plus plein, plus résistant qu'il ne l'a jamais été, et sa régularité est à peu près complète. Le bruit de souffle de la pointe n'est point modifié dans son intensité; mais celui de la base, le souffle du rétrécissement aortique, est un peu moins rude et moins prolongé qu'autrefois.

A partir de ce moment, et jusqu'au 1er juin, c'est-à-dire pendant plus de deux mois, je continuai à pratiquer, deux fois par semaine, une injection d'un centigramme de chlorhydrate de morphine, et jusqu'à ce jour, 2 août, aucun accès convulsif ne s'est reproduit; l'état général est meilleur que jamais, et M. X... a repris ses occupations, mais avec les ménagements que lui impose l'hygiène rigoureuse que je lui ai prescrite.

RÉFLEXIONS ET CONCLUSIONS

La première de ces deux observations me paraît fournir un exemple assez net de la relation pathogénique et du rapport de causalité qui peuvent exister entre les lésions cardio-aortiques et les accès d'hystérie convulsive. Toutefois, cette influence pathogénique n'est qu'indirecte, et c'est l'anémie cérébrale consécutive à la lésion aortique qui, en s'exagérant accidentellement sous l'influence de conditions diverses, devient la cause prochaine de ces accès.

Ce n'est pas que je considère l'anémie cérébrale comme une condition pathogénique suffisante pour déterminer les accès de convulsions hystériques; car, dans les expériences physiologiques où l'on diminue la circulation cérébrale, le tableau des symptômes constatés ne coïncide pas entièrement avec ceux observés chez mon malade, et, d'un autre côté, les malades atteints d'anémie cérébrale qu'on a si souvent l'occasion d'observer, sont loin d'avoir tous des convulsions.

Pour moi, en effet, l'anémie cérébrale ne doit être considérée ici que comme la cause occasionnelle de l'accès; il existait préalablement, sans aucun doute, comme conséquence de toutes les causes physiques et morales qui avaient amené le nervosisme antérieur aux crises, et qui constitue le fond même de l'état du malade, une modification dans la constitution moléculaire des tissus cérébral et médullaire, placés ainsi dans un état d'imminence morbide tout spécial, qui se transformait en convulsions hystériques, par suite de l'accroissement subit de l'anémie cérébrale habituelle, amené lui-même soit par la station verticale trop prolongée, soit par l'asystolie momentanée consécutive à l'ascension rapide d'un escalier.

La question du pronostic me permettra encore de mieux préciser ma pensée.

M. X..., le sujet de la première observation, n'a éprouvé depuis le 8 août dernier, c'est-à-dire depuis un an, aucun accès d'hystérie; mais il a toujours, cela va sans dire, sa double lésion cardio-aortique, qui ne rétrocède pas; de plus, il est toujours névropathique, bien qu'à un moindre degré; la station debout, même prolongée, l'ascension rapide de ses dix-huit marches d'escalier, ne déterminent plus de crises, mais seulement un peu d'oppression et de palpitations; eh bien! je suis convaincu que, si une vive émotion survenait, ou si, au lieu de monter dix-huit marches, je lui faisais monter très rapidement quatre étages, elles ne manqueraient pas de se reproduire, car je replacerai ainsi en présence l'un de l'autre les deux facteurs principaux de la crise : l'un qui est permanent : l'état de surexcitation nerveuse et de névropathie, et l'autre qui est accidentel et subordonné à l'état du cœur : l'asystolie passagère. Mais, comme on le pense bien, je me garderai bien de me livrer à cet essai, qui pourrait avoir pour effet de produire non pas une crise unique et isolée, mais toute une série d'accès, sans compter les dangers qu'il pourrait avoir au point de vue de l'asystolie.

Supposez, au contraire, que, par suite d'un changement complet dans les conditions d'existence physiques et morales de mon malade, s'il voulait ou pouvait s'y soumettre, l'harmonie des fonctions nerveuses vînt à se rétablir, et que l'état névropathique vînt à disparaître entièrement, eh bien! dans ce cas, je suis convaincu également que de nouvelles ruptures de la compensation ventriculaire n'amèneraient aucune crise, parce qu'un des deux éléments de sa production, c'est-à-dire *l'imminence morbide hystérique*, ferait défaut.

C'est, du reste, ce que nous aurons vraisemblablement l'occasion de vérifier tôt ou tard, car, d'un côté, l'état névropathique tend chaque jour à s'atténuer chez lui, et, d'autre part, la rupture définitive de la compensation, dans un avenir plus ou moins éloigné, est inévitable.

Quant à la seconde observation, elle présente un grand nombre de traits communs avec la première, et le lien pathogénique qui rattache les accès d'hystérie aux lésions cardio-aortiques me paraît aussi évident dans l'une que dans l'autre, ainsi que le rôle important que joue l'anémie cérébrale dans la physiologie pathologique de l'accès.

Je dis les *lésions de l'orifice aortique* et non les *lésions valvulaires* en général, parce que, d'une part, dans la première observation, les lésions étaient bornées à cet orifice, à l'exclusion des orifices auriculo-ventriculaires, et que, d'un autre côté, *l'anémie cérébrale* est la conséquence habituelle et presque forcée des lésions aortiques et non des lésions mitrales; en sorte que, dans cette seconde observation, où deux lésions, l'une à l'orifice aortique, l'autre à l'orifice mitral, existaient simultanément, il n'est guère possible de douter que ce ne soit encore ici à la première de ces lésions que tout doive être rapporté.

Je remarquerai, enfin, qu'au point de vue de l'action véritablement héroïque de la morphine sur l'anémie cérébrale d'origine cardio-aortique, cette seconde observation est vraiment remarquable, et confirme pleinement la série de faits si intéressants publiés par le Dr Huchard, dans son intéressant Mémoire sur *la Médication opiacée dans l'anémie cérébrale due aux affections valvulaires.*

Bordeaux. — Imp. G. Gounouilhou, rue Guiraude 11

DU MÊME AUTEUR

De la rumination humaine. suivi d'experience sur la digestion des elements feculents. — Paris, 1867.

Hygiène du soldat en campagne. — Bordeaux, 1872.

Pneumonies et fièvres intermittentes pneumoniques, avec traces thermographiques. — A. Delahaye. Paris, 1872.

De nos institutions d'hygiène publique et de la nécessité de les réformer. — A Delahaye. Paris, 1873.

Du point apophysaire dans les névralgies et de l'irritation spinale. — A. Delahaye Paris, 1872. — Memoire recompense par l'Institut (Academie des Sciences, 1878).

Fièvre pernicieuse hépatique, suivie d'un abcès soudain du foie. — *Union Medicale de la Gironde*, 1870.

Le mercure engraisse-t-il? — *Bordeaux Medical*, 1874.

Amaigrissement et anémie par ingestion quotidienne de vinaigre. — Observations. — Digestion incomplete des aliments féculents. — Mode d'action du vinaigre dans l'amaigrissement. — Expériences sur la digestion des aliments féculents. — *Bordeaux Medical*, 1875.

La ville de Bordeaux est-elle menacée d'une invasion de la fièvre jaune? — Rapport a la Societe de Medecine et de Chirurgie de Bordeaux, juin 1875.

Sur une névrose vaso-motrice se rattachant à l'état hystérique. — A Delahaye Paris, 1876 — Memoire recompense par l'Institut (Academie des Sciences, 1878).

De l'angine de poitrine comme cause de la mort subite des nouvelles accouchées. — A Delahaye. Paris, 1877

Sur un cas de sclérodermie traité avec succès par les courants électriques continus. — A Delahaye. Paris, 1878.

Bordeaux. — Imp G Gounouilhou, rue Guiraude, 11.

www.ingramcontent.com/pod-product-compliance
Ingram Content Group UK Ltd.
Pitfield, Milton Keynes, MK11 3LW, UK
UKHW012305240726
13966UKWH00004B/1650